TAÇA DA SAÚDE

VOCÊ vs. A EXPECTATIVA DE VIDA

Arquimedes Vilchez Caceda

Diagramação:
Thatyane Furtado

CIP-BRASIL. CATALOGAÇÃO NA PUBLICAÇÃO

C118t   Caceda, Arquimedes Vilchez

Taça da saúde: você vs. a expectativa de vida / Arquimedes Vilchez Caceda. 1ª ed. São Paulo: edição do autor, 2019.

52 p.; 8" x 5"

1. Medicina e saúde. I. Freitas, Emília II. Título.

CDD 610

CDU 61(81)

Índice para catálogo sistemático:
1. Medicina e saúde: 610

CONSELHOS VITAIS PARA CHEGAR ATÉ A DISPUTA POR PÊNALTIS

As estatísticas não mentem, caro leitor, a esperança de vida no planeta Terra atinge, no ano de 2020, patamares impensáveis apenas umas décadas atrás. Hoje em dia nós, seres humanos, estamos vivendo 75 a 80 anos em média. O dobro do ano de 1920 e quase o triplo do ano de 1820. Isso significa que estamos vivendo uma época de longevidade. Mas será que estamos nos cuidando o suficiente para chegar às médias estatísticas de expectativa de vida?

Este livro te ajudará a analisar o que estamos fazendo para cuidar de nós, e assim poder chegar à terceira idade com ótima qualidade de vida. Conheceremos as estratégias para superar a esperança de vida estimada para a nossa geração.

E o mais importante é o foco que me motivou a escrevê-lo:

Evitemos morrer antes do tempo, mais ainda ficar incapacitados por uma doença evitável.

Existem fatalidades na vida, isso é uma verdade, qualquer de nós pode morrer simplesmente porque chegou o nosso dia. Mas é injusto que os brasileiros morram por não terem a informação básica necessária para prevenir as mortes prematuras e as incapacidades. É difícil assimilar as estatísticas, que revelam são milhões as pessoas que ignoram o básico sobre o cuidado da nossa saúde e das nossas vidas.

Difundir educação em saúde é fundamental. Todos temos que absorver conhecimentos sobre como cuidar de nós mesmos e cuidar dos nossos semelhantes, a família em primeiro lugar.

Infelizmente um boa parcela da população brasileira sabe de cor os resultados dos jogos de futebol e decora a posição de seu time favorito nas competições, conhece os detalhes dos episódios do BBB (Big Brother Brasil), os desenlaces das novelas da tv nos horários das 9 da noite, e decoram os *hits* musicais do verão; mas ignoram como cuidar do mais valioso que possuem: a saúde e a vida.

E como chamar isso?

Descaso com o próprio corpo, descaso com a vida. Mas aqui vamos melhorar aquela realidade, sim, senhor!

O problema é que o erro de negligenciar os cuidados em saúde traz como resultado a morte prematura ou a incapacidade. Neste livro vou comparar a vida com uma partida de futebol. Desde que nascemos todos, sem exceção, iniciamos um jogo contra um duro rival chamado expectativa de vida. O árbitro do encontro é um juiz severo chamado morte, um ente que todos vamos conhecer em algum momento, mas não tem por que ser tão cedo.

A morte é incorruptível. Se você comete uma falta grave, ela vai te mostrar um cartão vermelho direto.

O que acontece quando algo 100% evitável acontece? A sensação que fica é de impotência e desespero, isso é o que fica no coração dos familiares de um belo jovem de futuro promissor que, pressionado pelo seu papel estúpido de macho alfa, bebe álcool até altas horas e às três horas da manhã colide seu carro contra um poste de luz. Aquilo poderia haver sido evitado! Somente fazendo-o ler esta simples mensagem:

Você é doido, filho da puta?

O que sente se fecha os olhos e enxerga sua mãe abraçada fortemente ao caixão que o leva? Acha que isso é justo, seu abestado?

Então deixe de beber, mas, se decidir beber, pelo amor de Deus, chame um táxi ou um Uber. Quem bebe não dirige!

Entendeste?

Assim tá bom! Melhorou!

Temos outro caso que é mais comum do que imaginamos, e acontece a cada instante neste país continente, que é o caso de uma pessoa hipertensa que negligencia seu tratamento e está com a pressão arterial mal controlada. Certo dia, com as preocupações e o estresse do dia a dia, a pressão arterial aumenta a limites de 240/120 e a pessoa desmaia. Às pressas é levada ao hospital, onde confirmam que sofreu um acidente vascular cerebral, os médicos fazem um bom trabalho e três semanas depois a pessoa volta para casa, mas já não é mais a mesma, ficou com uma sequela motora na metade do corpo que a incapacitará permanentemente. Neste caso o indivíduo levou um cartão amarelo e já não vai poder competir na taça da vida com o ímpeto inicial, certamente prejudicando seu time (composto pela família mais próxima, os amigos e a sociedade em geral).

Na vida, às vezes um cartão amarelo é pior que o vermelho! De ente provedor a carga familiar, não é justo, não.

Neste livro darei dicas valiosas para viver mais e melhor. O mais valioso deste livro é que, diferentemente de outros livros sobre o tema, a maioria escrita por quem não é médico, eu sou médico com especialidade em anestesiologia, e o que é mais importante, pois sou especialista em gente. Atenção, não escrevo para pessoas, escrevo para as mentes. Muitas vezes as realidades de saúde são diferentes. A questão não é só traduzir do inglês para o português, é muito mais complexa.

Meu foco é o leitor brasileiro especificamente, para quem os meus escritos fazem a diferença!

Existe um *top* mundial da expectativa de vida, no qual os japoneses lideram o *ranking* com uma esperança de vida de 85 anos. O extremo oposto corresponde a Serra Leoa, com uma esperança de vida de 52,2 anos. Os números variam, uma vez que todas as sociedades e culturas têm seus próprios desenvolvimentos históricos e sociais que podem nos servir como referências positivas ou negativas.

O que nos interessa são os dados estatísticos sobre a saúde pública no Brasil. Os estudos brasileiros mostram uma diferença regional em razão da complexidade e da extensão territorial deste país continente. O brasileiro tem uma expectativa de vida dependente do local de nascimento e das condições de vida. Em Florianópolis, por exemplo, a esperança de vida é de 79 anos, e no Pará é de 70 anos. A mortalidade infantil na ilha é menos de 7 óbitos por mil nascidos vivos, estatísticas consideradas semelhantes ao sul da Europa, mas no Amapá é de 23 por mil nascidos vivos, igual a média dos países subdesenvolvidos. O gigante sul-americano se encontra no 69º lugar no *ranking* mundial entre os 193 países do planeta reconhecidos como tais pela Organização das Nações Unidas. Neste contexto sabemos que a expectativa de vida do brasileiro é agora no ano 2019 de 76 anos em média, especificamente 73 para homens e 79 para as mulheres. Só para ter uma ideia do avanço, em 1940, apenas pouco antes da Segunda Guerra Mundial, a esperança de vida do brasileiro era de apenas 45,5 anos. Os brasileiros em geral não estão nada mal quanto às expectativas de vida, se entendemos que na época de Jesus Cristo a média de vida era de 35 anos e chegar aos 40 era um luxo, devido às guerras, doenças e à fome.

As últimas gerações estão se beneficiando da ciência e temos condições de vida que não existiam nos tempos passados, agora dificilmente alguém morre com diarreia ou pneumonia. A mortalidade infantil vem diminuindo, na metade do século passado o fato de uma criança não passar dos 4 anos de vida era considerado quase normal.

As mulheres vivem mais do que os homens em todas as culturas e em todas as partes do mundo, é um dado interessante; na minha pratica médica dá para perceber que elas são as que mais seguem as indicações médicas e cumprem com acompanhamentos e retornos, em termos gerais, permanecem mais tranquilas antes das cirurgias e toleram melhor a dor dos procedimentos. Com certeza, isso tem uma explicação baseada em componentes genéticos e hormonais, socioculturais e comportamentais.

A esperança de vida é uma expectativa e, atuando com responsabilidade, podemos alcançar os patamares que correspondem ao tempo histórico que vivemos. Nem sempre é possível. Darei dois exemplos dos motivos pelos quais muitas pessoas não atingem as esperanças de vida esperadas para elas, mortes potencialmente evitáveis com ações sociais e educacionais adequadas.

Temos Diego, que nasceu no ano 2000. Ele pertencia à geração do milênio, a esperança de vida correspondente ao ano de seu nascimento segundo o IBGE (Instituto Brasileiro de Geografia e Estatística), era de 69,8 anos; mas infelizmente uma bala perdida gerada pela violência urbana ceifou a sua vida, ocasionado uma morte prematura e evitável, se tivéssemos um estado forte e sadio. Dá para perceber que precisamos diminuir os índices de violência do Brasil, um objetivo somente alcançável depois de um grande esforço coletivo, como nação e Estado.

Por outro lado, também temos seu João, que é fumante, hipertenso, obeso e sedentário. Como corretor da bolsa de valores, é submetido a um estresse permanente no trabalho.

Subitamente um belo dia o seu João enfarta e morre no próprio local de trabalho. O SAMU só chega para fazer o atestado de óbito. Morto aos 48 anos de idade, em plena capacidade laboral e com os seus sonhos evaporados.

Os dois morreram bem antes de atingir sua expectativa de vida, e aqui reside a importância deste livro. Todos devemos nos conscientizar da importância de nos cuidarmos como pessoas e melhorar como sociedade na tentativa de chegar à expectativa de vida que nos corresponde.

Estamos vivendo mais tempo, fato que se justifica pelos avanços na medicina e na saúde pública, como é a prevenção e o diagnóstico precoce das doenças. Nos últimos anos houve melhoria no saneamento básico, no tratamento de esgotos e no fornecimento de água apropriada para o consumo humano, a tecnologia trouxe a conservação e refrigeração de alimentos, e a internet, o acesso maciço à educação e à informação.

Estamos vivendo mais, e por conseguinte temos um desafio pela frente: Reformular as nossas políticas públicas na saúde, melhorar ainda mais o saneamento básico e a segurança urbana. É importante também refazer os cálculos da previdência, devemos garantir adequados parâmetros de idade mínima de aposentadoria, senão será impossível pagar aos aposentados com uma previdência que não cabe no orçamento da União. Tudo faz sentido, as estatísticas não mentem.

Todos vamos morrer um dia, pelo menos neste século, a duração do *homo sapiens* ainda é finita. Os cientistas afirmam que a medicina vai regenerar o corpo humano da mesma forma como fazemos a manutenção periódica de nosso carro ou da nossa casa, provavelmente assim será, mas não nas próximas décadas. O leitor pode dar-se por satisfeito com as minha dicas, cuidando da nossa saúde podemos chegar a ser centenários com facilidade, porém a eternidade ainda é um sonho humano.

Até o ano de 2019 em que escrevo estas linhas, todos continuamos nascendo com um prazo de validade determinado por fatores genéticos e ambientais. Se os nossos pais e avós são longevos, as probabilidades de nós sermos também é uma realidade, e, se adotamos comportamentos saudáveis e temos uma pitada de sorte, podemos ultrapassar idade deles. Não podemos alterar muito a genética e deixaremos o acaso nas mãos de Deus. Existem sim os acidentes indesejados e as fatalidades que não podemos evitar. Cuidando da nossa saúde podemos chegar a velhos física e mentalmente saudáveis, com o objetivo de poder curtir a família e a vida que construímos com muito esforço.

Na minha consulta anestesiológica observo dois tipos de idades, a cronológica e a fisiológica. Inúmeras vezes me deparo com gente de 40 anos, obesos, fumantes, hipertensos e diabéticos que, segundo os riscos cardiológicos, têm idade fisiológica de 60 anos; e também o oposto, avalio gente de 70 anos bem conservada, esbelta, que corre 10 quilômetros diários, se alimenta de maneira natural e responsável, que não bebe nem fuma, que aparenta ter 50 anos. Por isso mesmo, meu amigo, tenho que te lembrar-te que a idade não é somente um assunto dos anos passados nos calendários, mas também de uma atitude mental, de como percebemos a vida e de com quanta responsabilidade a amamos e a vivemos.

Este livro te encorajará a cuidar de sua saúde física, mental e espiritual com o mesmo cuidado. Aqui encontrarás dicas e estratégias para terminar a partida de futebol que é a vida.

Repito novamente, pelo amor de Deus! Evitemos levar uma cartão vermelho prematuramente, pois isso deixará os integrantes de nosso time (filhos, parceiros e parceiras, amigos) menor; e tampouco devemos levar um cartão amarelo (uma incapacidade ou invalidez por infarto do coração, acidente vascular-cerebral etc.), que não permitirá a você oferecer seu melhor jogo, fazendo seu time perder em qualidade.

Todos nós vamos morrer algum dia, mas que seja na hora certa e de preferência na disputa dos pênaltis. Essa é a ideia central deste livro, viver mais e melhor!

Os brasileiros gostam do futebol e pertencer a um time é quase uma questão hereditária. Não é à toa que são os pentacampeões do mundo. E como aqui todo mundo gosta do futebol, vou realizar uma interessante e prática comparação das nossas idades cronológicas como o momento do jogo da vida em que nos encontramos. A comparação da vida com uma partida de 90 minutos nos fará refletir e pensar no pouco ou muito de tempo que falta para o término da partida, e também nos conscientizará para melhorar a nossa condição física com o objetivo de chegar ao minuto 90 ainda com fôlego, e se for possível disputar os pênaltis.

Aqui darei as precauções básicas para não ser castigados ou expulsos do jogo pelo árbitro severo e às vezes cruel chamado morte.

A vida é um caminhar interessante, e pode ser comparada como a travessia de uma estrada, com o cruzar de uma lagoa, ou com o recorrido de um salmão pelo rio etc. Comparar o transitar pela vida pode gerar muita poesia e papo literário, mas focado no meu interesse de que os meus conselhos fiquem na mente das pessoas. O que é melhor que comparar o transitar da vida com uma partida de futebol?

Acertei em cheio, estamos no pentacampeão do mundo, onde a população, independentemente da localização geográfica, do sexo ou faixa etária, torce por um ou mais dos grandes times brasileiros como o Flamengo, Corinthians, Grêmio, Fluminense, Internacional, Santos etc. Sabemos que o futebol moldou a identidade cultural do povo brasileiro e que não é um esporte igual aos outros, o futebol representa uma verdadeira instituição brasileira que faz parte da cultura e da engrenagem social. Não em vão é a paixão nacional, cuja importância vá além do esporte, o futebol facilitou a integridade do Brasil como nação, ajudou a quebrar barreiras raciais e sociais nas arquibancadas e nos campos. O futebol demonstro nas últimas décadas sua importância como protagonista em mudanças econômicas, políticas, sociológicas e antropológicas; agora eu aproveito sua força para conseguir mudanças radicais na saúde do brasiliero, fazendo uma simples mas poderosa comparação, comparar a vida que vamos levando com uma partida de futebol de dos tempos de 45 minutos, assim poderemos saber o momento do jogo da vida em que nos encontramos, saber também quantos minutos falta de jogo antes que o arbitro da morte finalize o belo partido da vida.

Por isso coloquei o título deste livro, TAÇA DA VIDA, VOCÊ VS A EXPECTATIVA DE VIDA. A comparação de nossas vidas com uma partida de futebol é interessante, todos queremos que nosso time termine o jogo com todos os seus integrantes em condições físicas de poder levantar a taça da vitória. Ninguém quer perder um jogador no minuto 30 nem no 45. Todo torcedor sabe o mal que uma expulsão ou uma lesão grave pode significar para a performance da equipe como um todo.

Nesse contexto futebolístico e metafórico, o que acontece quando um aguerrido defensor do nosso time, aos 40 anos, prejudicado pela obesidade, pelo sedentarismo, que fuma e bebe álcool, leva um cartão vermelho da morte? Ou amarelo da incapacidade física?

O seu time, ou seja, a família, os amigos e a sociedade como um todo, vai ficar com menos chances na vida. É difícil ganhar assim!

Então, meu amigo, temos que jogar uma partida legal, não nos deixemos expulsar do jogo da vida, nem nos deixemos abater; lutemos por ter uma vida longa e com qualidade.

Joguemos *fair play* com a nossa própria vida e saúde; não só por nós, senão também por nossa família, o nosso time de ouro!

Fiz um gráfico comparando a idade cronológica e o minuto do partido em que você se encontra no jogo da vida. Usei a expectativa de vida para o ano 2019 do homem brasileiro, 73 anos; e da mulher brasileira, 79 anos. Agora, segundo os meus cálculos que estão na tabela a seguir, calcule em que minuto do jogo da vida você se encontra:

	Minutos jogados		Minutos por jogar:		
Idade	Homem	Mulher	Homem	Mulher	Comentários esportivos
15	18	17	72	73	Falta muito jogo ainda
18	22	20	68	70	Falta muito jogo
21	26	24	64	66	Falta muito jogo
25	31	28	59	62	Falta jogo
27	33	31	57	59	Falta jogo
30	37	34	53	56	Falta jogo
33	40	38	50	52	Falta jogo ainda
36	44	41	46	49	Esgota-se o primeiro tempo
40	49	46	41	44	Precisa-se reorganizar o jogo
44	54	50	36	40	Cuidado com as cãimbras!

48	59	55	31	35	O treinador olha para o relógio!
50	61	57	29	33	Os reservas aquecendo!
55	68	63	35	27	Cuidado com os cartões amarelos!
60	73	68	17	22	Chamem o médico!
65	80	74	10	16	Jogador se recupera e continua!
70	86	79	4	11	Jogador cai novamente, mas volta!
75	92	85	+2	5	Árbitro dá tempo extra!
80	98	91	+8	+1	Vamos ao desafio por pênaltis!
85	104	96	+14	+6	Os pênaltis decidem o jogo

DEPOIS DOS 85 ANOS, TODO TEMPO É LUCRO, JÁ CHEGAR A 100, É SER BILIONÁRIO DA VIDA!

Esta tabela mostra friamente o que a vida é, um jogo. a mensagem é o que conta: independentemente do minuto de jogo onde você se encontre, sempre terá uma chance de corrigir sua estratégia de jogo, com os conselhos que dou neste livro você evitará o cartão vermelho da morte e/ou o amarelo da incapacidade.

Este livro te mostrará onde está o erro que estas cometendo, e que medidas fazer para melhorar teu jogo e continuar jogando com alegria e paixão.

As estatísticas não mentem, caro amigo, a medicina moderna avançou a passos agigantados. Eu sou um exemplo da ampliação da sobrevida humana, fui operado de apendicectomia na minha adolescência, naquela época tinha 13 anos, uma equipe bem treinada com a tecnologia apropriada salvou minha vida.

Hoje em dia, como como médico anestesiologista, facilito anestesias que permitem salvar vidas todos os dias a doentes com diversas patologias cirúrgicas. A morte deveria haver sido meu fim natural, mas sobrevivi graças à cirurgia moderna e aos cuidados médicos e de enfermagem. Todos os dias são operadas milhões de pessoas, acontece em grande escala no mundo inteiro. Os avanços na medicina refletem-se também nas consultas nos ambulatórios em geral, uma pneumonia que antigamente acamava a pessoa, que tinha febres altas por muitos dias com risco iminente de morte, hoje se trata apenas com três comprimidos, um por dia, por três dias e custo relativamente barato. Uma gonorreia, que causava estragos e sofrimento no passado, hoje pode ser curada com apenas uma injeção intramuscular etc.

É fácil perceber como os grandes avanços em saúde e tecnologia prolongam a vida das pessoas, hoje contamos com poderosos antibióticos, miraculosas vacinas, transplantes de órgãos e UTIs com tecnologia de ponta. Antes de 1900, ter apendicite, ou doença do lado, como a chamavam na Europa, era quase uma sentença de morte. Só sobreviviam os sortudos que conseguiam fazer um plastrão apendicular, ou seja, quando o epíploo intestinal envolvia o apêndice e evitava a disseminação do pus e a peritonite generalizada, depois de várias semanas de febre e quase consumido pela caquexia, o sobrevivente voltava à normalidade. A preservação da espécie é uma lei incrível, a natureza nos fez para sobreviver; o ser humano é resistente, e um bicho de difícil eliminação.

O certo é que todos nós vamos morrer e da morte até hoje ninguém escapa, mas também é certo que podemos controlar os fatores negativos que afetam a nossa saúde para fazer as mudanças e os ajustes necessários. Aproveitemos a oportunidade, temos a inteligência necessária para identificar o que não estamos fazendo bem. Com as dicas que darei, você ficará conscientizado do que fazer e do que não fazer para viver mais, e o que é mais importante, para viver com qualidade de vida.

Você poderá posteriormente compartilhar esta valiosa informação com as pessoas que ama e estima, família, amigos, colegas; recomende o *e-book* a todas as pessoas que puder, obrigado antecipadamente por ajudar-me a disseminar estas valiosas dicas de vida e saúde.

A grana não garante sobrevida nem eternidade, e temos como exemplo o caso recente do fundador da Apple Inc., Steven Jobs, magnata americano no setor da informática, que nos Estados Unidos foi diagnosticado com um câncer agressivo do pâncreas. O homem poderia, com o dinheiro que tinha, comprar até o hospital onde foi atendido e repartir sua riqueza entre os médicos que conseguissem curá-lo, mas isso não foi possível, não nesta época pelo menos. Os donos do Facebook, Mark Zuckerberg, e da Google, Larry Page e Sergey Brin, também sabem muito bem que neste século eles vão morrer inexoravelmente, e mesmo assim eles cuidam muito de sua saúde.

Meu caro leitor, não precisamos ser donos do Facebook nem do Google para cuidar das nossas saúdes com afinco, as nossas vidas são tão ou ainda mais valiosas que as deles ou as de qualquer outro mortal que respira oxigênio neste planeta. Estamos em igualdade de condições para cuidar de nossas vidas e saúdes! A partir do ano 2100 a realidade

pode mudar, com o aparecimento de tecnologias supe-
ravançadas, pouquíssimos dos meus leitores chegarão a
essa data, então, por enquanto, a noção de eternidade
hoje é somente um conceito que pode ser sonhado, mas
não vivenciado.

Na antiguidade os seres humanos morriam por guerras e
infecções, as mortes eram agudas na sua maioria; hoje as
mortes tendem a ser por doenças crônicas causadas pela
degeneração do corpo, produto do envelhecimento natural e por uma série de doenças relacionados ao estresse da modernidade e a adoção de estilos de vida poucos
saudáveis, como nos alimentar com comida *lixo* ou *junk
food*, manter um sedentarismo antifisiológico, abusar de
cigarros e outras drogas lícitas e ilícitas, manter condutas
sexuais de risco. Existe um paradoxo moderno, enquanto
os avanços tecnológicos e na ciência humana permitem
alargar a vida do ser humano, o estilo de vida moderno
com os picos de estresse, falta de sonho, jogam contra e
tendem a limitar a vida do *homo sapiens*.

As doenças crônicas estão relacionadas principalmente a
doenças do coração e vasos sanguíneos (hipertensão arterial basicamente, que produzem infartos do miocárdio
e acidente vascular cerebral muitas vezes fatais, e os não
fatais deixam sequelas terríveis), a diabetes mellitus, as
enfermidades pulmonares crônicas, o câncer e as doenças
infecciosas das mais diversas índoles.

O segredo principal para viver mais e melhor é a prevenção, é importante criar uma cultura da prevenção.

**Tem um provérbio chinês que diz que não adianta come-
çar a forjar as armas quando o inimigo já está a sua porta.**

Temos que começar a nos cuidar desde ontem!

Partindo da premissa:

Todos os 7.000.000 habitantes vão morrer algum dia, mas
o que podemos fazer para viver mais e melhor?

Resposta: Podemos aprender dois conceitos básicos: Prevenção e diagnóstico precoce das doenças.

Prevenção é evitar o aparecimento da doença, por exemplo, se não fumo, não terei câncer de pulmão por tabagismo, se não tenho condutas sexuais de risco e uso sempre camisinha, não contrairei uma doença de transmissão sexual, evitando a exposição prolongada aos raios solares evitaremos o câncer da pele, comendo alimentos saudáveis e em quantidades limitadas, evitaremos a obesidade, vacinando os nossos filhos com a vacina de prevenção ao HPV, evitaremos o câncer de colo uterino e de reto.

Diagnóstico precoce é diagnosticar a doença quando esta ainda não deu sintomas ou sinais clínicos; hoje sabemos que toda doença diagnosticada no estágio inicial tem altíssimas chances de cura, ou, no pior dos casos, ser controlada adequadamente.

No exemplo que dei anteriormente em que a pessoa de 48 anos de idade, com a pressão arterial mal controlada, chegou a níveis emergências de 240/120, e sofreu um acidente vascular cerebral e, atendido num bom hospital, sobreviveu, mas ficou com sequelas neurológicas. Porém se o indivíduo tivesse morrido, o que aconteceria?

Aconteceria que o homem nem chegou à metade do programado na sua esperança de vida, e se transformaria numa estatística a mais da saúde brasileira. O mais provável é que sua mulher vai chorar sua morte por uns meses até encontrar outro marido que se deitará na sua cama e jogará no lixo suas lembranças. *C'est la vie!* Morrer às vezes é melhor que ficar incapacitado severamente. Imagina o mesmo homem sendo levado a cada certo tempo ao hospital especializado onde conseguiram salvar-lhe a vida. A família enfrentando as filas para conseguir uma consulta com o neurologista porque ficou com uma paralisia total do lado direito do corpo. A pessoa, sem a possibilidade de andar nem trabalhar, se transformou numa carga pesada para a família; soa ruim e trágico, mas era necessário dizê-lo. Às vezes a parceira ou o parceiro pensa que melhor houvesse sido que morresse no leito do hospital no dia do acidente vascular cerebral.

O exemplo não foi não para assustar, foi para que se tome consciência de que é importante consultar um médico para fazer o diagnóstico precoce das doenças, e fazer o acompanhamento e o controle rigoroso das doenças diagnosticadas. Evitemos as doenças crônicas como a hipertensão ou diabetes, e se já se apresentaram façamos o tratamento adequado e o acompanhamento certinhos. Essas duas doenças, por incrível que pareça, estão adoecendo e dizimando a saúde do povo brasileiro, gerando prejuízos incalculáveis na qualidade de vida e na economia da nação.

Por que morrer ou ficar incapacitado por uma doença que está avisando que vai te matar ou incapacitar? Por quê?

Não seja teimoso! Nem irresponsável!

Para saber se você é hipertenso, basta ir a um posto de saúde e solicitar uma medição de pressão arterial, um teste de glicemia dirá na hora se sofre de diabetes e que deve procurar um médico. Meu conselho é evitar a automedicação e deixar-se levar por conselhos de leigos, realize sempre uma avaliação médica, um *check-up* é sempre bem-vindo!

Façamos os controles e triagens determinados pelo ministério da saúde, PCCU e mamografia nas mulheres, PSA e toque retal nos homens; colonoscopia e endoscopia quando indicados etc.

Caro leitor, consulte seu médico, invista na sua saúde! Invista na sua saúde e visite seu médico, uma vez por ano no mínimo.

Meu caro amigo e amiga, evite uma morte prematura, evite que as pessoas de quem você deveria cuidar cuidem de você! Deixe de ser irresponsável, o nosso corpo é a moradia da alma e temos que cuidá-lo, mantê-lo limpo por fora e por dentro, evitemos sua deterioração precoce, amemos os nossos corpos finitos.

Reflita nesse meu pedido, leia-o como um mantra, várias vezes para sua total assimilação!

A informação de qualidade é essencial, aqui darei pautas para conscientizar-nos e adaptar ou manter estilos de vida saudáveis. Eu o encorajarei a eliminar os estilos de vida nocivos e assassinos para a saúde.

Adotando estilos de vida saudáveis, evitaremos o desenvolvimento das doenças crônicas. Tiremos as vendas dos olhos e enxerguemos a realidade. Este *e-book* brindara-lhe oferecerá conselhos valiosos, não tem passe de mágica, tem ciência e senso comum.

Puta que pariu, meu amigo e caros leitor e leitora, vocês não me deixarão mentir, a vida está cheia de paradoxos. A maioria de nós já observou um parente, um vizinho ou a nós mesmos: uma pessoa obesa e hipertensa crônica, ofegante, enquanto limpa amorosamente o seu carro. O sujeito troca o óleo do motor nas datas certinhas e leva o veículo ao mecânico segundo a tabela de revisões; mas se eu lhe perguntasse como está seu colesterol e os triglicerídeos, ou como estão os seus níveis de glicemia, quanto está pesando e quanto deveria ser o seu peso ideal, é quase certeza que ele não me saberia dizer!

O cara ficaria calado porque os ignora. A mesma pessoa inteligente e racional que usa gasolina aditivada no seu carro e que sempre o estaciona na sombra é aquela que come porcarias e às pressas, que dorme pouco e mal à noite, que fica sedentária o dia todo no seu escritório. Essa pessoa tem risco de morrer, de enfartar subitamente ou sofrer um acidente vascular cerebral. O irônico é o amor e a paixão com os quais o cara cuida daquele pedaço de ferro inerte e sem vida, muitíssimo melhor do que cuida de seu corpo, que deveria ser sagrado, porque o corpo humano que Deus nos deu é a moradia das nossas almas e espíritos. E para piorar as coisas, que eu saiba, não vendem corpos humanos nas farmácias nem na Amazon prime, menos ainda no Alibaba.

Como poderíamos chamar o descaso do sujeito dado como exemplo? O mais grave é que não é um caso isolado, nem só a minha imaginação, infelizmente!

Ele não só é burro, ele também é um grande irresponsável! Um sujeito cruel consigo mesmo e com sua família. Sua atitude até pode ser por ignorância, mas a vida é como um juiz severo que não se importa se conhecemos ou não as leis, se as infringimos, teremos que pagar!

Neste peculiar caso, ignorar as leis da vida e da saúde levará à pena máxima, a pena de morte! Sem opção de revisão da sentença.

Não seja irresponsável, meu amigo! Analise os meus conselhos médicos cientificamente comprovados, siga as recomendações médicas dos caras que sabem.

I – MELHOR É PREVENIR QUE CURAR, O GOL DO DIAGNÓSTICO PRECOCE

Prevenir é ótimo, tem sido assim desde os inícios da humanidade, desde o minucioso cuidado que tinha o homem primitivo para evitar as garras ou dentes dos carnívoros, até evitar quedas por barrancos ou árvores que nesse ambiente hostil significava uma sentença de morte.

Depois que começamos a nos organizar em cidades, apareceram as doenças infecciosas, o fato de estar agrupados permitia a rápida propagação das pestes. Naquela época as condições de insalubridade eram comuns pela ausência de água potável e esgoto, isso explica por que, milênios atrás, o ser humano tinha uma esperança de vida máxima de 40 anos.

O surgimento dos hospitais, a transformação dos barbeiros em cirurgiões, a identificação das bactérias, a descoberta dos antibióticos, a invenção das vacinas, somados aos avanços tecnológicos, a cultura da lavação de mãos, o uso de água potável e eliminação de excretas, a refrigeração e a maior disponibilidade de alimentos permitiram o aumento exponencial da expectativa de vida.

No século XXI as doenças crônicas e degenerativas estão fora de controle, o mundo vive uma epidemia de obesidade, de diabetes, de hipertensão arterial; milhões de pessoas têm duas ou mais doenças juntas, fenômeno chamado de comorbidades. A médio e longo prazos estas doenças vão a ocasionar infartos do coração, acidente vascular cerebral, pés diabéticos, artroses etc.

Agora você entende o porquê da superlotação do SUS?

Com absoluta certeza, muitas das internações pelos ambulatórios ou pelas emergências poderiam haver sido evitadas com prevenção adequada, e as complicações, minimizadas com diagnósticos precoces e os seguimentos. A importância da medicina preventiva se fundamenta no fato de que a atenção primária de saúde salva vidas, uma de suas vertentes é a educação em saúde, o que estamos fazendo agora.

Imaginemos o caso de um homem de 55 anos, obeso, diabético e hipertenso que durante muitos anos mal se preocupava com suas doenças, não seguia os controles certinhos nem tomava seus medicamentos adequadamente. Certo dia o cara enfarta e vai para o hospital, onde lhe realizam repercussão coronariana de urgência no centro de cardiologia e posteriormente é levado para uma UTI.

Agora imagine se fossem milhares as pessoas com a mesmas doenças do homem, que precisam do mesmo atendimento. Aí, meus amigos, teremos um sistema de saúde pública falido, como é o SUS.

Agora seria bacana se alguém houvesse orientado o paciente enfartado do exemplo anterior, algumas décadas atrás, sobre a necessidade de comer alimentos saudáveis, de fazer atividade física, de parar de fumar, de limitar o consumo de álcool; conscientizando-o a tomar os seus medicamentos certinhos e fazer seus controles. Atuando com responsabilidade, a história seria outra, teríamos um SUS mais eficiente e menos superlotado.

O Brasil, e escrevo isso sem nenhum viés político, alcançou um avanço considerável na atenção primária de saúde, trazendo no ano 2013 milhares de médicos estrangeiros para trabalhar nesse quesito, a prevenção. Foi possível fazer as pessoas entenderem que a medicina preventiva é a base da saúde pública. O defunto programa Mais Médicos para o Brasil teve, tem e terá um impacto extraordinário a curto, meio e longo prazos.

Agora o senhor ou a senhora não acredita que seria melhor poder descobrir a tempo uma doença que está incubando, escondida num canto de nosso corpo, como um pequeno Alien pronto a destruir-nos?

Sim, eu também acredito no diagnóstico precoce! Hoje sabemos que a maioria das doenças tem tratamento eficaz, e, quanto mais precoce o diagnóstico, melhores serão os resultados do tratamento. A maioria das doenças conhecidas possuem provas de detecção precoce que devemos conhecer e aplicar no tempo certo.

A detecção precoce corresponde ao diagnóstico da doença quando esta já está instalada no nosso organismo, mas ainda não apresenta sintomas ou sinais. Com os exames de detecção podemos identificá-las para tratá-las imediatamente. O benefício é grande, porque o prognóstico melhora e os tratamentos são mais eficazes.

Temos muitos exemplos sobre detecção precoce das doenças, as mulheres têm que realizar o PCCU logo do início da sua vida sexual, com uma frequência anual para detectar precocemente a aparição do câncer do colo uterino, que é uma das principais causas de morte por câncer no Brasil. O câncer de colo uterino causava estragos nos anos 1940 na Europa e nos Estados Unidos, era a doença mais temida pelas mulheres, milhares delas chegavam aos hospitais sangrando pela vagina, com anemias severas e dores insuportáveis no baixo ventre. Mas, quando os médicos faziam o diagnóstico de câncer do colo uterino, pouco restava para fazer.

Graças a Deus e à inteligência humana, tudo mudou, especialmente para a população dos EUA, que foram os primeiros beneficiados, quando o médico grego Geórgios Papanicolau recomendou fazer o exame simples de esfregaço das células do colo, um exame econômico e indolor. Depois da citologia, o exame de Papanicolau, mais conhecido no Brasil como PCCU (Preventivo do câncer do colo uterino), o câncer de colo uterino praticamente desapareceu na mulher norte-americana e os diagnósticos que se realizam estão mais relacionados aos imigrantes latinos e de outras regiões pobres do mundo que vêm aos Estados Unidos como quem chega à terra prometida. Assim temos o exemplo palpável de uma doença que incrivelmente é 100% evitável.

Se o câncer do colo uterino é uma doença 100% evitável, eu me pergunto, meu amigo: Por que as mulheres do mundo e do Brasil continuam morrendo por câncer de colo uterino? Como médico que sou, já vi muitos casos, e é uma morte dolorosa, muito triste, meu irmão, minha irmã.

Educação, precisamos de informação, hoje mesmo, enquanto você está lendo estas linhas, milhares de mulheres brasileiras jazem nos hospitais do SUS, morrendo literalmente de câncer de colo uterino. A criação de vacinas específicas contra o vírus causador do câncer de colo uterino abriu uma porta para sua futura erradicação, mais um avanço.

Para orientar sobre o problema do câncer de colo, aqui vão as recomendações médicas modernas e cientificamente comprovadas:

- O exame de PCCU deve iniciar depois dos 21 anos e com uma frequência anual.

- As mulheres maiores de 65 anos, cujos últimos exames de PCCU são negativos, não precisam mais de fazer a prova.

- A mulher vacinada contra HPV (Papiloma Vírus Humano) deve continuar fazendo o PCCU anualmente.

Felizmente o Brasil está usando vacinas contra o câncer de colo uterino causado pela infecção de algumas variedades do vírus papiloma humano (VPH). A ciência descobriu que a família do VPH tem mais de cem tipos, isolaram-se os mais perigosos e agressivos e produziu-se uma vacina que é aplicada nos adolescentes, sejam mulheres ou homens. A proteção é para câncer do colo uterino e para câncer de reto causado pelo mesmo vírus, vale lembrar que o uso apropriado do preservativo evita o contato do colo uterino com os vírus VPH existentes na glande do parceiro, tomemos cuidado porque o preservativo não protege a zona não coberta pelo látex.

Outro exemplo de detecção precoce é o caso do câncer de mama. Existe o exame de mamografia que detecta esse tipo de câncer precocemente, o que facilita cirurgias de menor porte e com remissão total e melhor estética. A maioria dos casos de câncer de mama se apresenta depois dos 40 anos. Nas mamografias o médico especialista procura alterações nas glândulas mamárias que possam detectar um câncer. Ante uma suspeita, iniciam-se estudos adicionais como ecografias de mama, biópsia com agulha fina. A utilidade da mamografia é que permite diagnosticar anomalias cancerígenas anos ou meses antes que a mulher possa apalpar algum caroço com os dedos. Um câncer inicial tem melhor prognóstico que aquele avançado, a mulher tem mais chances de viver mais tempo e com melhor qualidade de vida.

- A primeira mamografia deve ser realizada aos 40 anos de idade. Em caso de qualquer dúvida, consulte seu médico.

Os homens também não estão livres e o toque retal é necessário, visando à prevenção do câncer de próstata. Os preventivos devem começar aos 45 ou 50 anos. Quem tem familiares de primeiro grau com câncer de próstata podem começar aos 40 anos. O câncer de próstata em geral tem boa sobrevida, ou seja, o homem afetado pode viver várias décadas depois do tratamento oportuno. Ocorre que, infelizmente, a salvadora cirurgia de prostatectomia radical pode causar efeitos secundários que afetam a qualidade de vida, seja a incontinência urinária ou a disfunção erétil.

O câncer do cólon ou intestino grosso é uma causa importante de câncer no Brasil. Existe um exame chamado colonoscopia, que consiste na introdução de um instrumento flexível chamado colonoscópio, que tem uma câmera na ponta e permite visualizar e tirar mostras de lesões suspeitas de malignidade como os pólipos. O exame requer preparo prévio para eliminar resíduos fecais. Recomenda-se a primeira colonoscopia aos 50 anos de idade e repetir-se a cada 10 anos. É preciso leve sedação para maior conforto, dura menos de 20 minutos e é importantíssimo na detecção precoce do câncer de cólon. Dúvidas, consulte com seu médico.

É bom realizar-se anualmente os famosos *check-up*, pois uma prova de glicemia pode detectar valores altos de açúcar no sangue; diagnosticada a doença, podemos começar o tratamento baseados em três alicerces: medicamentos, atividade física e dieta.

O estado deveria investir mais na detecção precoce, teríamos que ser mais agressivos nas campanhas de detecção das doenças, infelizmente a realidade do Brasil não é como a do Japão, onde é conhecida a eficácia na detecção de câncer de estômago; o sistema de saúde japonês poupa bilhões de dólares com a detecção precoce, tratando a doença nos seus inícios, evitando os gastos enormes que os estágios avançados da doença ocasionam. O diagnóstico precoce não só poupa gatos pecuniários, mas também sofrimento físico, mental e espiritual.

Mas não todas as doenças podem ser detectadas a tempo, ou seja, nos seus estágios iniciais, mas as mais comuns, sim. E aqui fica a dica!

II – MOVIMENTE-SE! SAIA DO SEDENTARISMO!

Como membros da família *homo sapiens*, temos a estrutura característica do que somos, um animal mamífero que evoluiu e agora tem a inteligência e a capacidade de escrever e ler; o que eu e você estamos fazendo neste mesmo instante. A inteligência nos transformou em seres racionais, teoricamente, porque somos cientes de que muitas pessoas fazem coisas que nenhum animal irracional faria.

Estamos programados para nos movimentar, foi assim que conseguimos sobreviver ao mundo hostil de milênios atrás. Para conseguir nossos alimentos, devíamos percorrer longas distâncias, seja na procura dos frutos ou dos animais para caçar. Hoje o refrigerador cheio de comida gordurosa e açucarada fica a menos de dez metros de distância.

Não fomos programados de maneira alguma para estar sentados o tempo todo, ou, pior, para estar deitados o tempo todo. Nos últimos tempos as mudanças na produção dos bens, chamada revolução industrial, fez que as cidades se enchessem de escritórios que obrigam os trabalhadores à imobilidade. O sedentarismo é um problema de saúde pública porque vai contra a natureza humana de fazer atividade física regular, atenta contra a nossa própria fisiologia.

O sedentarismo é a mãe da obesidade, que por sua vez é a mãe dos irmãos hipertensão e diabetes. As duas enfermidades crônicas mais incapacitantes do planeta e que continuam crescendo em prevalência e incidência. E como o corpo do obeso é uma bomba de inflamação, existe uma predisposição a todos os tipos de cânceres e doenças degenerativas.

A atividade física regular permite o controle de peso, a quantidade de gordura nos nossos corpos baseia-se numa matemática simples:

Calorias consumidas – caloria perdidas – EM EQUILÍBRIO = peso normal

Calorias consumidas em excesso – poucas calorias perdidas – DESEQUILÍBRIO = obesidade

Poucas calorias – muitas calorias perdidas – DESEQUILÍBRIO = desnutrição e caquexia

O exercício não só queima as calorias, mas também nos ajuda a criar e manter a massa muscular. Eu não estou recomendando que você faça atividade física para conseguir uma forma física bacana, nem para que possa exibir tanquinhos; se a atividade física traz beleza, tudo bem! Mas meu foco aqui é motivar você a se movimentar para viver mais e melhor, você tem que se mover para melhorar sua expectativa de vida, mover-se para evitar a obesidade e suas terríveis consequências.

Uma caminhada de 30 minutos de 3 a 4 vezes por semana já é um bom começo. Agora, se você quer correr ou realizar outra atividade física mais intensa, também é muito bom, mas se tens dúvidas de quanto exercício físico pode realizar, eu recomendo uma avaliação médica previamente.

Para perder peso temos que mexer em duas áreas, comer menos, melhorando também a qualidade do que comemos, e queimar calorias através do movimento físico. Fazer atividade física permite ter o nosso sistema musculoesquelético em movimento, desta maneira preservamos a função musculoesquelética e evitamos o desgaste prematuro do corpo. A longo prazo a atividade física evita o desgaste natural das articulações, conhecida como artrose, também evitamos a descalcificação precoce dos nossos ossos, conhecida como osteoporose. Com ossos fortalecidos pela atividade física constante, teremos menos riscos de sofrer fraturas terríveis, como a fratura de fêmur nos idosos, que, além de dolorosa, obriga a fazer cirurgia de prótese artificial com uma consequente limitação da qualidade de vida.

O exercício físico melhora a qualidade do sono e pode ajudar a ativar o desejo sexual nas mulheres e diminuir a disfunção erétil nos homens. Fica a dica! Não podemos fazer só caminhada; pois natação, dança e um pouco de sexo são sempre bem-vindos! Movimentar-se faz parte de todo estilo de vida saudável. Fazer uma caminhada num parque ou numa estrada permite sentir os benefícios não só no corpo, mas também na saúde mental, pois caminhando melhoramos a depressão e o estresse do dia a dia. Exercitando-nos liberamos uma série de sustâncias químicas benéficas para a nossa saúde, como é o caso das endorfinas, que melhoram o estado de ânimo da pessoa. A longo prazo, fazer exercícios melhora a capacidade cognitiva e diminui os índices de Alzheimer e demência senil.

Mas não temos que esperar chegar à idade adulta para começar a nos movimentar, temos que estar comprometidos com a sociedade em seu conjunto, devemos exigir que nossas crianças façam atividade física. Temos que criar estratégias para ajudá-los a levantar-se das mesas onde estão jogando seus viciantes jogos eletrônicos, seja nos seus *smartphones*, seja nos computadores. pelo fato de tudo estar automatizado e facilitado, as pessoas deixaram de se movimentar e não gastam as calorias ingeridas, acumulando peso.

A obesidade infantil é um problema de saúde pública complexo, e além da atividade física são necessárias outras mudanças, seja na alimentação, seja nas condutas sociais danosas aprendidas e condicionadas pela mídia e os interesses econômicos. Devemos dar um basta aos estímulos de comida rápida, chega de bombardear-nos com imagens de bolachas de aparências apetecíveis e refrigerantes mirabolantes que mencionam que seu consumo está ligado a compartilhar os momentos felizes da vida. As mães de hoje, sufocadas pelo trabalho estressante e competitivo, não dispõem de muito tempo para cozinhar e selecionar os melhores alimentos para os filhos. E infelizmente, numa tentativa de adaptar-se às mudanças laborais, caem na armadilha da comida rápida, *pizzas*, hamburgueres, batatas fritas, salsicha, refrigerantes etc. Abram os olhos, mães do Brasil!

III – COMA SAUDÁVEL E COM INTELIGÊNCIA

"Somos o que comemos." 2500 anos depois, a frase proclamada pelo Pai da Medicina, o grego Hipócrates, faz ainda mais sentido que nunca.

Hoje em dia é bem conhecido que o abuso de alimentos ricos em gorduras saturadas, sódio e açúcares é um gatilho para doenças como acidente vascular cerebral, infartos do coração, hipertensão arterial, obesidade, diabetes mellitus e certos tipos de cânceres. Em contrapartida, alimentar-se de forma saudável assegurará saúde e longevidade, e aqui radica a importância de uma dieta adequada e sadia.

Ter uma alimentação saudável é fundamental para que as funções do organismo funcionem de forma equilibrada. Uma alimentação saudável é aquela composta por todos os macro e micronutrientes. Lembre-se, caro amigo, temos que comer frutas, legumes e verduras, e evitar os alimentos gordurosos, e também eliminar o açúcar de nossa dieta.

Aqui vão umas dicas valiosas, lembre-se que são mantras, é para repetir várias vezes até assimila-las.

- Mastigue os alimentos devagar e coma sem pressa.

- Saiba o que você está comendo.

- Coma vegetais e frutas, assim como alimentos integrais ricos em fibras, como castanhas e nozes.

- Consuma peixe, pelo menos 2 vezes por semana.

- Diminua o teor de sal nos alimentos ou elimine o sal, elimine também o açúcar; e faça exorcismo nos refrigerantes. Antigamente o açúcar que consumíamos estava limitado às frutas maduras e ao mel de abelha, depois passamos a consumir cana-de-açúcar, que no século XII ou XIII custava caro, um quilo de açúcar poderia custar o equivalente a um salário mínimo nos dias de hoje, um verdadeiro luxo. Um refrigerante nos dias de hoje tem em média 12 colheres de veneno puro! Por isso devemos tomar muito cuidado.

- Modere ou elimine a ingestão de bebidas alcoólicas.

- Evite alimentos refinados, os alimentos considerados brancos, como pão, arroz e trigo, sofreram a perda da película onde estavam os principais nutrientes; por isso procure alimentos integrais.

- Fuja da farinha como se enxergasse a morte. Devemos evitar produtos com farinha refinada como bolos,
  massas, biscoitos e alimentos processados ricos em
  açúcar e gorduras ruins. Uma pessoa que está buscan-
  do uma alimentação mais saudável deve afastar-se de
  batata *chips*, salgadinhos, pipoca de micro-ondas e so-
  pas prontas.

- Mantenha-se hidratado, beber água o suficiente é in-
  dispensável, 2 a 3 litros por dia dependendo da esta-
  ção do ano, está bem. Se queremos ter uma ideia do
  nosso nível de hidratação, basta observar a cor de nossa urina. O ideal é que esteja amarela bem clara, cores
  mais intensas como laranja indicam que devemos beber mais água e uma cor laranja intensa virando para
  marrom indica uma óbvia desidratação. A persistência
  da cor intensa, apesar de uma adequada hidratação,
  obriga a uma visita ao médico.

- Evite os alimentos industrializados, processados e em-
  butidos, como a mortadela e o presunto; esses produtos contêm inúmeras substâncias químicas como
  corantes, conservantes etc. Alguns produtos têm um
  conhecido potencial efeito cancerígeno, e como sustâncias estranhas ao corpo humano podem causar
  sensibilização e alergias.

- Muito cuidado com as frituras, a maioria gosta, tanto
  que a batata frita faz parte do cardápio habitual do
  brasileiro. Cuidado com o excesso, e, se puder evitá-la,
  muito melhor!

É muito importante a suplementação com um oligoele-
mento vital. Estou falando do cloreto de magnésio, e você
poderá encontrar mais detalhes no meu livro *O magnésio:
experimentando um copo da fonte da eterna juventude*,
aqui mesmo na Amazon KDP select unlimited. Os maiores de 40 anos devemos tomar antioxidantes em forma de

multivitaminas. Eu pessoalmente recomendo o Centrum, mas uma multivitamina do tipo genérico vai bem também.

IV – EVITE A OBESIDADE, A MÃE DOS GÊMEOS MORTAIS, DIABETES E HIPERTENSÃO

A síndrome metabólica é um mal que afeta milhões de pessoas no mundo. Caracteristicamente essa pessoa tem uma gordura pronunciada no abdome, níveis de colesterol e triglicerídeos elevados, pressão sanguínea elevada, níveis de açúcar no sangue elevados etc. A síndrome metabólica é um conjunto de doenças que têm como base a obesidade abdomino-visceral e a resistência à ação da insulina. Essa síndrome está associada a hábitos de vida nocivos, alimentação ruim e sedentarismo, sem contar com os níveis de estresse do indivíduo. Toda pessoa com síndrome metabólica está exposta a doenças cardíacas, diabetes, câncer. O obeso tem uma inflamação crônica em toda sua economia, isso predispõe a cânceres, principalmente do cólon e de mama.

O preocupante da obesidade é que há tempo começou a atingir as faixas etárias mais jovens. Esses dados estão já são conhecidos e são cientificamente comprovados os distúrbios metabólicos que advêm da obesidade, como a Diabetes Mellitus tipo 2, Dislipidemias, Hipertensão Arterial etc. A obesidade é uma epidemia mundial e o Brasil não escapa dessa. Estudos do IBGE mostraram dados alarmantes, não preciso mostrar os números das estatísticas para comprovar esse fato preocupante, basta com observar a mudança no formato físico dos brasileiros, estamos estufando aos poucos, principalmente por causa da alimentação inadequada. A realidade existe e está diante dos nossos olhos, podemos vê-lo na saída das escolas, hospitais, nos clubes, nos *shoppings*, nas praias, nas ruas, nos nossos próprios espelhos.

O problema é que sabemos as consequências da obesidade, mas não atuamos na direção de mudanças claras. Eis então a importância deste livro, motivar você a mudar, a se movimentar. Esta leitura é um prego espetando sua bunda para obrigar você a sair da rotina.

Vou repetir o que há 2500 anos Hipócrates falou: "Que o vosso alimento seja o vosso primeiro medicamento". Este é um mantra que devemos repetir várias vezes por dia.

Eu sei que a mudança é difícil, eu também estou nesta luta e sei que não é fácil, não! Difícil, mas não impossível, o que falta é a motivação interna, aquela que é capaz das transformações duradoras. Estamos vivendo numa sociedade na qual se vive contra o relógio e assiste-se a uma situação caótica, no que respeita à alimentação. Imersos nas cansativas rotinas de trabalho e estudo ou ambas, a maioria de nós procura a alimentação basicamente como substrato energético e como fonte de prazer momentâneo. Nesse contexto de sobrevivência, esquecemos o papel nutritivo e preventor de doenças dos alimentos. Não podemos esquecer de jeito nenhum de que o ato de comer não só está ligado a nossa sobrevivência como espécie, agora nesses tempos de superestimulação simpática (sistema nervoso que nos prepara para a luta ou fuga, básico para a supervivência), a gente come também como fonte de prazer e sossego (comer estimula a atividade do sistema nervoso parassimpático, que tende a estar em equilíbrio com o sistema simpático). Aqui temos um enorme trabalho pela frente, devemos enfrentar os nossos problemas sem nos drogar com as comidas.

O primeiro requisito para uma alimentação saudável é a escolha dos alimentos, devemos escolher de preferência os alimentos naturais. A comida básica, que consiste de arroz e feijão, carne, salada, uma porção de verdura cozida e uma fruta, constituem um clássico e comum exemplo de uma refeição saudável. As comidas dos nossos avós têm muito que nos ajudar. Lembremo-nos das palavras dos nossos avós: "deves comer espinafre, pois eles te darão força como o marinheiro Popeye"; "come a cenoura, que faz bem para os olhos" etc.

Muito cuidado com as dietas milagrosas, a única maneira certa de emagrecer é com uma mudança no comportamento alimentar. A única forma absolutamente segura e cientificamente comprovada é acostumar-se a sentir fome.

Acostume-se a sentir fome!

Quando você jante apenas um copo de leite ou um ovo cozido, e perto das 9 ou 10 da noite sinta uma fome desgraçada, só então terá a certeza que vai perder peso. Quando esteja dormindo, seu corpo terá a necessidade de consumir as gorduras que acumulou para os tempos de escassez. Se o teu corpo usou a lei da sacanagem, armazenando gorduras para a época de fome, então engane-o ele, fazendo-o acreditar que você está passado por um período terrível no qual não existem alimentos. Ele vai cair na cilada. Você só tem que aguentar a fome. Como?

Você acha que a dor de uma fome que vai durar umas 3 horas até que consiga dormir vai matar você? Essa dor não é nada se comparada à fome das crianças africanas que não têm verdadeiramente o que comer.

Aguente a fome firme e forte!

V – A DIABETES

A OMS (Organização Mundial da Saúde) alerta que estamos vivendo uma epidemia mundial de diabetes que tende se a espalhar pelo mundo, e o Brasil foi atingido em cheio confirmado pela explosão de casos nas últimas décadas.

Esta doença é perigosíssima, *grosso modo* se trata de uma elevação do açúcar (glicose) no sangue, situação clínica produzida porque o nosso pâncreas, encarregado de produzir a insulina nas células beta, não está produzindo (diabetes tipo 1 ou insulinodependente), ou existe uma resistência do organismo humano e este não consegue fazer uso adequado da insulina (diabetes tipo 2 ou não insulinodependente). A insulina é um hormônio que permite a entrada da glicose nas células para a sua utilização.

Fatores genéticos estão relacionados aos dois tipos de diabetes, mas a diabetes de tipo 1 se caracteriza por desenvolver-se precocemente, atingindo crianças e adolescentes; e a diabetes tipo 2 caracteriza-se por aparecer na idade adulta e possui uma estreita ligação com o aumento excessivo de peso, o sedentarismo e dietas gordurosas e calóricas.

Sabendo que a obesidade é um fator de risco determinante para o aparecimento da diabetes tipo 2, ou seja, se já sabemos que essa doença é comum em pessoas com excesso de gordura, a pergunta óbvia é:

O que estamos fazendo para diminuir o teor de gordura no nosso organismo?

Temos a necessidade de uma mudança no estilo de vida, temos que prevenir o aparecimento da doença através de uma comida sadia e exercícios físicos, mas quando a doença está instalada devemos acudir ao médico e seguir o tratamento adequado que permita evitar o avanço da doença que a médio e longo prazo vai causar aterosclerose, que danifica os vasos sanguíneos e o coração.

VI – A HIPERTENSÃO E DOENÇAS DO CORAÇÃO E VASOS SANGUÍNEOS

A hipertensão arterial, também chamada popularmente de "pressão alta", é uma doença que afeta as pessoas em qualquer faixa etária e de todas as camadas sociais. Seu perigo radica em que inicialmente não apresenta sintoma nenhum, pois estes acostumam aparecer em fases mais avançadas ou quando aumenta subitamente. *Grosso modo*, pode-se dizer que é um estreitamento das artérias que força o coração a bombear sangue contra uma resistência aumentada. Isso a longo prazo danifica as artérias e o próprio coração, que ante o sobre-esforço remodela-se e dilata-se, causando insuficiência cardíaca, ou seja, hipertrófico, mas com disfunção.

Agora ficou claro por que devemos fazer os controles de nossas pressões arteriais, seja nas visitas ao médico ou simplesmente medindo-a num posto de saúde. A pessoa é considerada hipertensa quando sua pressão arterial em repouso encontra-se com valores iguais ou superiores a 140/90 mgHg. São necessários dois valores consecutivos elevados. Qualquer dúvida sobre as medições, por favor consultar seu médico. A pessoa hipertensa sem diagnóstico ou sem tratamento, ou com tratamento inadequado, está em risco de apresentar graves transtornos, como infarto do coração, acidente vascular cerebral, danos crônicos nos rins; o dano renal pode fazer que o paciente termine em sessões de hemodiálise, as alterações na visão podem terminar em cegueira etc.

Se você é hipertenso, deve baixar urgentemente 10% do seu peso atual. Essa simples medida pode reduzir sua pressão arterial a limites mais seguros e de menor risco para desenvolver as complicações agudas ou crônicas da hipertensão arterial. Com a doença já instalada no corpo, precisa-se um controle médico adequado, baseado em três pilares básicos, medicamentos tomados com regularidade, exercícios físicos e dieta. Deve ficar claro que cada um de nós temos que fazer a nossa parte, ser cientes de que precisamos uma mudança no estilo de vida, temos que nos comprometer com nós mesmos seguindo direitinho com o tratamento médico fornecido.

Para proteger nosso coração e vasos sanguíneos da hipertensão arterial, temos que seguir as seguintes recomendações básicas:

- Fazer exercício físico e controlar o estresse.

- Não fumar e evitar o consumo de bebidas alcoólicas.

- Evitar o sobrepeso e a obesidade.

- Ter uma alimentação sadia rica em peixes, frutas e verduras.

- Evitar comidas gordurosas, processadas e refrigerantes.

- Elimine o sal, pois o sal para o hipertenso é veneno.

- Adicione cloreto de magnésio a sua vida (mineral natural vasodilatador natural e livre de efeitos adversos).

VII – SAIBA DORMIR COM QUALIDADE

Como anestesista que já fez plantões de 24 até de 48 horas, houve uma época em que, por ganhar mais dinheiro, estava perdendo minha saúde, dormia pouco e o pouco que dormia era um sono de má qualidade. Nessa época comecei a esquecer as chaves, perguntava às enfermeiras coisas como: *Vocês viram meu celular?* E elas me respondiam: *Doutor, está na usa mão!*

A falta de sono estava me transtornando, porque o sono é básico para conservar o equilíbrio da saúde como um todo, e eu estava adoecendo por causa disso.

Dormir é essencial para nos manter vivos e sadios. O fato de dormir é inerente ao viver, durante o sono o corpo humano se restaura, recupera a energia, se revitaliza tanto física como mentalmente; durante o sono os tecidos corporais são reparados e nesse processo é que asseguramos um adequado relaxamento muscular. Além de melhorar o sistema imunológico, o sono é fundamental se desejamos assimilar a informação que aprendemos durante o dia. Aqui a razão pela qual os estudantes têm que dormir as horas adequadas de sono. Dormir bem melhora o nosso rendimento intelectual, nos permite estar lúcidos e criativos durante o dia, permite assimilar os dados ou conhecimentos aprendidos durante o dia, sem um bom sono não existe qualidade de aprendizagem.

O sono é há muitas décadas conhecido como o principal regulador metabólico e hormonal da economia do organismo humano. Dormir bem é básico para uma adequada liberação hormonal. O exemplo mais palpável é a liberação do hormônio de crescimento e os hormônios sexuais. Sua falta ou qualidade comprometida vai causar estragos em nossos organismos e em nossa convivência diária e familiar. Sem uma boa noite de bom sono, acordamos irritados, nos sentimos cansados, isso cronicamente afeta a nossa memória, pode causar depressão, doenças físicas por diminuição da imunidade etc. Estudos científicos comprovam a falta de sono com hipertensão, diabetes e até com certos tipos de câncer.

O ser humano tem um ritmo circadiano, ou seja, atuamos com características próprias ao longo do dia. Isso quer dizer que fomos programados para acordar e estar despertos durante o dia e dormir à noite. Aqui tem um motivo fundamental: o sol e nossa glândula pineal, que detecta a presença ou ausência de luz. Partindo da premissa de que existem milhões de pessoas que trabalham de noite, como eu, que sou médico anestesista, mas temos também os taxistas, os enfermeiros, os policiais, os atendentes telefônicos etc. Estamos diante de um problema grave, sendo o que somos, animais de atividade diurna e sono noturno, então estamos atentando contra a nossa própria natureza. Por quê?

Porque necessitamos trabalhar para manter as nossas famílias, ou seja, no intuito de ganhar o necessário dinheiro, estamos indo na contramão de nossa fisiologia. Existem muitas estratégias para compensar esse problema, como o exercício físico e cochilos de compensação e proteção, mas são paliativos. Os que fazemos plantões noturnos temos que fazer um cochilo na tarde do plantão e solicitar ou combinar que nos deixem dormir algumas horas no meio do turno (se for possível, porque existem plantões em que não é possível). Devemos também combinar com os chefes a programação dos plantões, que estes não sejam muito próximos e assim não impactem em demasia a nossa qualidade de vida.

Está comprovado que, a partir dos 50 anos, a capacidade de adaptação ao trabalho noturno diminui. Existem sistemas que protegem seus trabalhadores, como é o caso dos médicos, para os quais os plantões depois dessa faixa etária são opcionais. O mesmo acontece em outras profissões. Infelizmente a vida se impõe e tem gente sem essa proteção legal, como é o caso dos taxistas que ultrapassam em muito essa idade. Recomenda-se aos que realizem plantões noturnos evitar dirigir veículos para chegar em casa. É melhor pegar um táxi ou pedir uma carona a alguém que não fez plantão. Estudos demonstram que dirigir sem dormir ou dormir pouco é equivalente a beber algumas taças. Infelizmente esta recomendação já vem tarde para centenas de pessoas que sofreram acidentes depois de sair de um plantão, mas fica a dica.

A duração ideal do sono é entre 6 a 9 horas. Aqui vão algumas recomendações para melhorar a qualidade do sono e acordar relaxado no dia seguinte:

- Controle do estresse.

- Realizar exercícios físicos.

- Expor-se à luz solar no dia.

- Comer pouco à noite, de preferência alimentos mais

leves e de fácil digestão. Jamais coma perto da hora de dormir, no mínimo, 3 horas antes.

- Evitar cigarros, chocolates, cafeínas, refrigerantes ou álcool antes de ir para a cama.

- Usar o dormitório só para dormir, evite ver televisão ou trabalhar na cama, manter uma temperatura adequada e agradável no dormitório.

- Perder peso; essa medida é importante para evitar o acúmulo de gorduras ao redor do pescoço, que pode causar roncos e apneia do sonho com microdespertares contínuos durante a noite e madrugada.

O lado mais grave na dificuldade para conciliar o sono chama-se insônia. A pessoa que não dorme bem se sente, além de cansada, irritável, e sofre de alteração cognitiva etc. Devemos ter muito cuidado com os medicamentos para dormir, como é o caso dos benzodiazepínicos. Se o problema da insônia persiste, a pessoa tem que procurar o médico para uma avalição especializada e obter adequado tratamento e acompanhamento. Estudos modernos confirmam que o uso crônico de benzodiazepínicos como o famoso Alprazolam, a longo prazo está relacionado com disfunção cognitiva. Esses fármacos, bem indicados por um médico e por curto prazo, ajudam até que possamos resolver o problema que está causando a insônia. Muito cuidado com a autoadministração e com a dependência e tolerância que seu uso contínuo pode produzir.

VIII – BENEFÍCIOS DA CAMINHADA E DA CORRIDA

Os avanços tecnológicos levam o homem moderno a reduzir as atividades físicas diárias, o que chamamos de sedentarismo, o tempo que a pessoa fica sentada, seja no carro, no computador, no escritório, assistindo televisão ou nossos modernos *smartphones*. A vida moderna estragou o *homo sapiens* caçador e coletor que devia caminhar grandes distâncias diariamente se queria sobreviver. Hoje todo mundo está rodeado de conforto, basta apertar uma tecla do *smartphone* para pedir uma enorme *pizza*, a maioria dos nossos problemas atuais podem ser resolvidos com uma comunicação digital; o entorno em que estamos imersos facilita o sedentarismo e a tendência é piorar.

Estamos cada vez mais longe dos hábitos naturais dos nossos antepassados, o sedentarismo é um grave problema de saúde pública, e o pior é que estamos nos tornando cada vez mais sedentários, apesar de toda a informação que nos incentiva a praticar exercícios; aqui vem o paradoxo, tendo a informação e o conhecimento continuamos sedentários, incrementando as estatísticas das doenças crônicas e degenerativas.

Esta leitura é como um tapa no occipício. Devemos fazer o que temos que fazer, movimentar-nos!

Nos dias de hoje existe uma resistência inconsciente à prática de atividade física. Ainda que saibamos que é importante, esta resistência é consequência do estilo de vida turbulento e muitas vezes asfixiante que estamos vivendo, principalmente nas grandes cidades. A ideia é conscientizarmo-nos de que nos movimentar é uma necessidade e que deveria constituir um hábito. Mas se a pessoa é resistente a movimentar-se, ninguém vai obrigá-la. Sim, ninguém vai obrigá-la, mas ela tem que conhecer a verdade, e a verdade é que pode morrer precocemente ou ficar incapacitada fisicamente. E isso não é para meter medo! É a dura realidade!

A realidade existe, porém a realidade também pode ser modificada, primeiro um passo, logo outro, e você já estará se movimentando. Eureca!

Minha recomendação é que se pratique algum exercício físico regular. Uma caminhada relaxante num parque trará os seguintes benefícios:

- Diminuição dos níveis de colesterol e triglicerídeos.

- Ajuda no controle de níveis glicêmicos, ótimo para as pessoas diabéticas.

- Ajuda a diminuir a pressão arterial e controla o peso corporal.

- Aumenta o tônus vagal, diminuindo a frequência cardíaca.

- Aumenta o limiar de isquemia e minimiza os riscos de um infarto do coração.

Já a corrida é um exercício de mais intensidade, os benefícios são melhores que a caminhada, mas é preciso uma melhor condição física prévia. Mas a realização de atividade física não se limita a caminhar ou correr, podemos aumentar o nosso metabolismo e gastar energia movimentando-nos em diversas e variadas atividades, como subir escadas, carregar fardos e pacotes no trabalho, fazer compras nas lojas, mercados e *shoppings*, varrer a casa e o escritório, lavar os cachorros, o carro, a moto etc. O importante é movimentar-se, consumir energia, gastar calorias e fortalecer nosso organismo.

IX – ABANDONE O CIGARRO E EVITE ÁLCOOL E DROGAS DE QUALQUER ÍNDOLE

O tabagismo é um importante fator de risco não só para câncer de pulmão e outros tipos de canceres, senão também para doenças cardiovasculares; é veneno puro! Causa aterosclerose e insuficiência coronariana, arritmias cardíacas, acidente vascular cerebral etc.

Graças a Deus o fumo não é um problema grave no Brasil como é na Espanha, Itália, França etc. O cigarro é atualmente considerado o bafo quente da morte. Há 50 anos, quando se ignoravam os malefícios do fumo, o mundo e as pessoas tinham uma desculpa. Mas agora, sabendo com absoluta certeza que é danoso para a saúde individual e pública, que mata e inutiliza pessoas, o mais justo seria não facilitar seu uso e comercialização. A sociedade capitalista é muito permissiva ao permitir propagandas que atingem crianças e adolescentes, um segmento da população que temos que proteger.

É comprovado cientificamente que o fumo causa câncer de pulmão. É difícil, sim, deixar de fumar, mas não é impossível. Força! Acontece que a nicotina, a substância viciante do cigarro, causa mais adição que a cocaína. A nicotina tem a capacidade de modificar a biologia e a fisiologia do cérebro, por isso sua terrível capacidade de dependência, mesma razão pela qual seu consumo causa tanto efeitos físicos como psíquicos.

O fumo não só está relacionado ao câncer de pulmão, de lábios, de língua, de garganta, de traqueia, de esôfago, de estômago, de ovário, de colo uterino e a leucemias como mais frequentemente a doenças cardiovasculares, ou seja, do coração e dos vasos sanguíneos. O fumo causa acidente vascular cerebral, infartos de coração, pressão arterial alta, claudicação intermitente que é a doença das artérias das pernas, afeta as artérias de todo o corpo humano, incluindo dos olhos e do pênis, causando problemas na visão e na ereção. Isso já é assustador, mas o fumo também causa também mau hálito, inflamação das gengivas (gengivite), rugas e envelhecimento prematuro. Os fumantes passivos, ou seja, os filhos, os netos de fumantes, são afetados diretamente pelo fumo. Dito isso, alguém que fuma quer continuar fumando? Tudo bem, é escolha pessoal, mas intoxicar as pessoas que nos rodeiam e que dizemos que amamos é muita hipocrisia. Pare já de fumar, pelo amor de Deus!

Parar de fumar é uma boa ideia, sabemos que não é fácil! O primeiro passo é reconhecer o vício, aceitar que temos um grave problema para resolver e muito sofrimento pela frente. Você só pode parar de fumar se o grau de motivação para parar for alto. Sem motivação, não existe mudança. Se o desejo de deixar o fumo é genuíno, pode ser possível deixar o vício, não existe poção mágica ou abracadabra. O desejo genuíno de abandonar o fumo deve vir da vontade maravilhosa de querer sentir-se mais saudável, de reduzir dramaticamente os riscos cardiovasculares, de sofrer cânceres e de ter uma velhice prematura. Seria bom ter dentes brancos e um hálito fresco, poupar dinheiro e não contaminar com o fumo as pessoas que amamos.

STOP! Marque uma data para parar de fumar! Passe para a ação, concretize a mudança de comportamento que você necessita.

- Nos dias que antecederem a data, vá diminuindo um cigarro por dia, por exemplo, se você fuma 10 cigarros, comece a fumar nove, e no seguinte dia 8, e assim por diante. Até que na data certa abandone-o definitivamente. Naqueles mesmos dias atrase ao máximo a primeira fumada, assim seu corpo se preparará para o baque que é o abandono definitivo. Isso é chamado de condicionamento prévio. E funciona, sim!

O dia que conseguir deixar o fumo, por favor, ore, peça força a Deus para continuar com a decisão, crie um mantra e repita-o as vezes que sejam necessárias. Abaixo estão alguns exemplos de mantra:

- Vou parar de fumar porque desejo conhecer meus netos! Desejo brincar com eles (visualiza a imagem em sua mente).

- Vou parar de fumar porque não quero continuar contaminando meus filhos com o fumo passivo!

Quando tenha vontade de fumar beba água. Sei que vai ser difícil, mas desistir não é uma opção! Os benefícios são enormes. No dia seguinte, beije-se muito, fale com você mesmo em frente a um espelho e dê-se forças!

Se precisar, procure ajuda médica especializada.

X – CUIDE DE SUA SAÚDE MENTAL

Os pensamentos vão determinar as emoções, e estas o nosso comportamento. Dito isso é fácil compreender por que temos que procurar ter o controle desses elementos, questão básica para uma boa saúde mental. Quando temos o controle dos nossos pensamentos, podemos enfrentar e resolver adequadamente os problemas da vida diária, aceitar as vicissitudes e os conflitos próprios do viver.

Não tenhas pena nem vergonha de procurar ajuda para sua saúde mental, seja como um psicólogo ou um psiquiatra, ainda existe um preconceito e sei que não é fácil mudar certos tabus a respeito da saúde mental; mas é necessário quebrá-los, ir consultar um médico psiquiatra não é um sinal de fragilidade, de degeneração ou de maluquice, não é, não!

Devemos procurar ajuda especializada se percebemos sintomas que nos fazem sofrer, como excessiva tristeza ou ansiedade, mudanças bruscas no humor, ideias esquisitas como a de tirar a própria a vida. Se os mal-estares mentais estão prejudicando o seu desempenho laboral ou acadêmico, eu o aconselho a procurar ajuda, ontem mesmo! Estamos no século XXI e temos medicamentos modernos, resultado de pesquisas de décadas, produzidas graças às inovações tecnológicas e aos grandes avanços da ciência. Aproveite-os! Psicoterapia avançada também existe. Aproveite!

Temos que ter muito cuidado com a epidemia do suicídio. Aqui no Brasil temos o mês de setembro amarelo, um excelente trabalho do Ministério de Saúde que procura a prevenção da autoeliminação do ser humano, uma doença em que o que a pessoa quer é tirar a dor insofrível que a atormenta, e não a vida em si.

XI – CUIDE DE SUA SAÚDE ESPIRITUAL, PRATIQUE O DOM DA FÉ!

A saúde espiritual nos permite gozar a vida e nos faz sentir que a vida vale a pena. Isso tem que ver com o eu interior, com as pessoas que nos rodeiam, e com o mundo em geral. A saúde espiritual é reforçada por meio da conexão com Deus, mas também com conversações com pessoas em quem confiamos e com quem possamos nos expressar abertamente sem medo de ser julgados. Pode ser um bom amigo, um pastor, um sacerdote, um professor interessado genuinamente nos seus alunos etc.

A arte é outra maneira de preservar a saúde espiritual, seja a música, a escrita, a pintura; também podemos sair para caminhar no campo, em um parque, perto do mar; o contato com a natureza nos faz ficar emocionados com o dom, e a oportunidade maravilhosa da vida, com o incrível milagre de estar vivos, hoje e agora.

Quem mantém a espiritualidade acesa vive mais do que os que não a mantêm. A ciência moderna já não ignora que a espiritualidade tem impacto na saúde física e emocional. Numa tentativa de melhorar tua saúde espiritual, aqui vão umas dicas:

- Seja uma pessoa agradecida, seja grato com Deus, com a vida, com a família, com os colegas de trabalho. Lembre-se sempre que a gratidão abre as portas para a abundância e a prosperidade.

- Ore sempre, converse e comunique-se sempre com o sagrado, expressar as nossas fraquezas a um ser superior é algo que o *homo sapiens* vem fazendo há mais de 50.000 anos, fale com ELE, conte a ele suas dúvidas, inseguranças, seus medos mais profundos, seus traumas.

- Viva com entusiasmo e dê sempre o seu melhor, trate bem o seu próximo, lembre-se que Jesus falou: "Honra a teu pai e tua mãe, e amarás o teu próximo como a ti mesmo" (Mateus 19:19).

A fé é muito importante, a fé cura, a fé motiva, a fé é tudo. Pessoas que têm a fé como uma força superior persistem mais, e se movimentam na vida com mais propósito e mais sentido; a fé sem sombra de dúvidas nos faz mais resilientes e a resiliência nos faz mais resistentes aos baques da vida. Isso permite que sejamos pessoas mais felizes e agradecidas. Está escrito na Bíblia:

"Ora, a fé é o firme fundamento das coisas que se esperam, e a prova das coisas que não se veem" (Hebreus 11.1).

XII – MINIMIZA O ESTRESSE, DIMINUI AS CATECOLAMINAS E O CORTISOL

O estresse é uma doença da vida moderna, é atualmente o mal que mais atinge a humanidade. Quando o estresse é agudo, constitui um mecanismo de defesa que nos prepara para resolver a crise do momento, como quando liberamos adrenalina e cortisol diante de um animal perigoso, ante uma agressão física, ou num acidente de trânsito. O estresse agudo nos coloca em situação de alerta máximo, e foi criado para podermos sobreviver. Logo após uma luta ou fuga, os níveis de adrenalina e cortisol desaparecem rapidamente e a pessoa continua com sua vida normalmente.

Mas, quando o estresse é crônico, o ser humano sofre. O homem moderno sofre, seja por ameaças reais como cair no desemprego, ter que aceitar um trabalho mal remunerado e que odeia, ter que suportar um chefe psicopata, conviver com problemas conjugais, ou até viver num bairro extremamente perigoso, onde uma bala perdida na cabeça é comum. Infelizmente não só sofremos pelas ameaças reais do dia a dia, pois também temos que conviver com as ameaças imaginárias como achar que temos certas doenças sem tê-las. Assim a coisa fica difícil, com os níveis de catecolaminas e cortisol cronicamente elevados, vão aparecendo as doenças físicas como a hipertensão e a diabetes. Além disso, produz-se a supressão do sistema imunológico, uma porta aberta para incontáveis doenças, como o câncer.

O estresse crônico é causa de uma grande porcentagem das consultas médicas nos ambulatórios do mundo. Temos que saber manusear o estresse para poder conseguir uma qualidade de vida adequada. Chega de existências infelizes e improdutivas, é hora de uma reengenharia de vida. As seguintes dicas para amenizar o estresse são efetivas:

- Tenha fé em Deus, ore ou medite.

- Tenha fé em si mesmo, melhore sua autoestima, procure por mais conhecimento.

- Socialize, ria com as pessoas que ama, escute boa música, faça massagens relaxantes.

- Aprenda a dizer **não!**. Não posso, não quero, não tenho! Fale: não! E não dê explicações, para não ser questionado pelos manipuladores de plantão.

- Deixe de ser bonzinho, pois, para pessoas ruins e manipuladoras, ser bonzinho é sinônimo de vítima fácil de manipular, deixe de ser o "abestado" que cai na cilada.

- Faça exercícios físicos.

Lembre-se, caro amigo, que o estresse é uma espada de dois gumes, o lado agudo nos ajuda a sobreviver e a avançar na vida, mas o lado crônico nos adoece e estraga a vida.

XIII – EVITE OS RISCOS DA VIDA NO SÉCULO XXI

O mundo globalizado nos absorve como um rodamoinho. Não tem como escapar, a tecnologia continua o seu avanço inexorável, atordoando-nos com produtos ultramodernos e dispositivos feitos para tornar as nossas vidas mais produtivas. O problema desta metamorfose moderna é que ela nos afasta cada dia mais do animal mamífero que somos.

A internet e as redes sociais permitem a conexão entre todas as pessoas do globo. A tecnologia é boa, mas nem tudo o que é "moderninho é o melhor". Por favor, não caia nessa, aqui faço algumas advertências:

- Evite o uso de plásticos, use sacolas de tecido reutilizáveis e guarde a água em garrafas de vidro; além de proteger a natureza, você protege sua família. Os plásticos produzem substâncias nocivas para a saúde do ser humano. Estudos recentes confirmam que podem causar alterações no sistema hormonal das crianças em desenvolvimento.

- Lembre-se de que o uso de telefone celular tem efeitos sobre a saúde humana, a radiação eletromagnética dos celulares pode ser um elemento contaminante para a saúde humana, não existem dados conclusivos porque o uso maciço dos celulares tem apenas 20 anos, mas em uns vinte anos mais teremos dados exatos do impacto dos celulares sobre o nosso corpo. Muito parecido com a história do cigarro, quando em 1930 os pioneiros deram a voz de alarme e muitos riram. Hoje sabemos com absoluta certeza quanto o cigarro é toxico e assassino. Nos anos 2035 a 2040, teremos dados confiáveis.

- Coloquemos os celulares longe de nós quando dormimos, jamais embaixo do travesseiro, especialmente se a mulher está grávida.

- Não coloque o aparelho celular no bolso da calça nem perto do coração.

- Evite que as crianças usem o celular, exceto em casos de emergência.

- Evite conversas prolongadas pelo celular, seja rápido, minimizemos a exposição aos campos eletromagnéticos.

- Use um ouvido para uma ligação e outro na seguinte ligação, para minimizar dessa maneira o riscos na região cerebral. Usando a matemática simples, com essa ação básica, o risco cai para 50%.

- Evite usar fornos de micro-ondas.

- Cuide dos seus olhos. Evite estar muito tempo em frente ao computador. A pessoa pisca menos e os olhos tendem a ficar secos, o que produz ardor e avermelhamento. É bom então tomar breves períodos de descanso. O uso excessivo do teclado ou do *mouse* pode causar síndrome do túnel do carpo, e por uso repetitivo os tecidos ficam inflamados, comprimindo os nervos, causando dor, adormecimento e debilidade das mãos.

- Cuide de sua postura em pé, caminhe com a cabeça erguida e os ombros retos, "peito para fora, barriga para dentro"; também temos que lembrar de manter as costas em posição reta quando usemos o computador, assim evitaremos dores nas costas.

XIV – CONSIDERAÇÕES FINAIS

Tomara que esses conselhos tenham sido oportunos para você. Se puder, publique uma avalição ou comentário sobre o livro na Amazon. Muito obrigado!

Aqui na Amazon você pode encontrar outros dos meus escritos.

- **O Magnésio, experimentando um copo da fonte da eterna juventude.**

- **Operação liberdade amazônica.**

- **e outros títulos.**

Tenho também outros livros publicados na Amazon, em Google play, kobo e em outras plataformas *on-line*. Estes últimos publiquei em parceria com a Editora Scortecci, e você pode encontrá-los procurando pelo meu nome de autor, Arquimedes Vilchez Caceda:

- **Minhoca da terra de Juruti.**

- **Um shipibo amazônico em Nova York.**

- **Huaytoctoc, o último xamã da Amazônia.**

- **Um xama amazônico no principado de Mônaco.**

Muito obrigado novamente.